ANIMALES

```
C R G P E R R O K Q N
O J K K V S U R J P P
N Y W Q X F U C V T A
E C A N A R I O R O J
J K H K P T A E Q R A
O P D D I Y T X C T R
L E G Y A S P G W U O
X Z U B M R K A N G R
L C O A P D B T Y A Z
W C H V T M M O H V F
Y A L S W X N G Q Q A
```

- HAMSTER
- PAJARO
- CONEJO
- CUY
- GATO
- TORTUGA
- PEZ
- CANARIO
- PERRO
- COBAYA

Solución

```
C     P   E R   R   O
O                       P
N                   T   A
E C A N A R I O R   O   J
J             A E   R   A
O P         Y T     T   R
  E   Y A S   G     U   O
  Z U B M     A     G
  C O A       T     A
  C H         O
```

- HAMSTER
- PAJARO
- CONEJO
- CUY
- GATO
- TORTUGA
- PEZ
- CANARIO
- PERRO
- COBAYA

COLORES

A	I	N	V	V	N	F	O	W	V	B
M	N	I	Y	E	H	E	Y	K	M	L
A	K	A	C	Q	R	Q	G	D	R	A
R	X	R	R	A	K	D	G	R	G	N
I	B	O	T	A	Z	W	E	N	O	C
L	P	S	J	T	N	U	O	J	V	O
L	T	A	S	M	M	J	L	I	K	D
O	W	I	B	M	O	X	A	F	U	R
K	R	M	O	R	A	D	O	C	V	C
G	E	L	T	Q	E	R	I	Z	V	E
G	B	I	C	Z	I	U	R	N	T	R

AZUL   VERDE
GRIS   BLANCO
ROJO   MORADO
ROSA   NARANJA
NEGRO   AMARILLO

Solución

```
A     V     N                 B
M  N        E        E        L
A     A     R        G        A
R     R  A           R        N
I     O     A  Z     E     O  C
L     S     N  U  O           O
L     A  S     J  L
O     I        O  A
   R  M  O  R  A  D  O
G
```

AZUL   VERDE
GRIS   BLANCO
ROJO   MORADO
ROSA   NARANJA
NEGRO   AMARILLO

FRUTAS

```
Y O P N U P Z A N G H
P S W H N F I X E E M
L M A N G O R N A H E
A S A D S L N E A D L
T A H N U E A V S K O
A N Z P Z T R T C A C
N D L E L A A D V N O
O I M R G M N F O U T
O A Q A G W J A D J O
C U V A E R A S V I N
P B I T U T Q X H L H
```

- UVA
- PERA
- PINA
- FRESA
- MANGO
- SANDIA
- MANZANA
- NARANJA
- PLATANO
- MELOCOTON

Solución

					P				
P				F	I				M
L	M	A	N	G	O	R	N		E
A	S	A			N	E	A		L
T	A	N			A	S			O
A	N	P	Z		R		A		C
N	D	E		A	A				O
O	I	R		N					T
A	A		J	A					O
U	V	A		A					N

- UVA
- PERA
- PINA
- FRESA
- MANGO
- SANDIA
- MANZANA
- NARANJA
- PLATANO
- MELOCOTON

NÚMEROS

U	R	B	O	E	Y	N	X	Q	W	M	F
H	S	B	L	O	S	W	Y	K	D	Q	S
S	I	Q	G	O	G	B	N	W	P	Q	E
D	E	F	F	C	U	A	T	R	O	C	I
L	T	D	S	U	S	N	V	S	F	Z	S
N	E	O	I	E	N	E	O	W	A	P	B
T	D	F	R	E	O	U	N	R	I	C	V
K	L	T	U	H	Z	B	E	X	Z	I	Z
Z	M	P	C	W	C	T	L	V	I	N	R
T	T	O	N	A	O	T	E	Q	E	C	M
R	B	X	B	Z	A	D	J	M	J	O	K
D	R	M	S	Q	M	N	Q	X	W	R	K

- UNO
- DOS
- TRES
- CUATRO
- CINCO
- SEIS
- SIETE
- OCHO
- NUEVE
- DIEZ

Solución

- UNO
- DOS
- TRES
- CUATRO
- CINCO
- SEIS
- SIETE
- OCHO
- NUEVE
- DIEZ

DÍAS

```
M D P W L U N E S Q
O I O S A B A D O V
M S E M T H G J S I
A N J R I D L T A E
R I U J C N B M B R
T R E K X O G J S N
E G V I N D L O S E
S T E P W K E E I S
N F S R X H G Z S W
P N J Z N V M J I S
```

LUNES   VIERNES
MARTES   SABADO
MIERCOLES   DOMINGO
JUEVES

Solución

M	D			L	U	N	E	S
	I	O	S	A	B	A	D	O	V
M		E	M						I
A			J	R	I				E
R		U		C	N				R
T		E			O	G			N
E		V				L	O		E
S		E					E		S
		S					S		

LUNES   VIERNES
MARTES   SABADO
MIERCOLES   DOMINGO
JUEVES

MESES DEL AÑO

```
M X R F I U F F V O B Z C J D V
A I N M O W E O W I J Y G D W G
Y I W N C S B T S X T R R F V T
O I S W T M R Y J H E Q O L R A
M G J L U Y E D W O G Q I B R L
E L X I B X R A C A S R Y C O A
K N K K R V O Y V S B V E Z K H
H I J K E V R P G A C C R S X T
A S R U O D Z P J K T A B N B T
Y G E P L K V E M U M Z V E Y L
P Z O E B I S S N N N C R D I I
D T I S E K O O Q E A I Z F K D
X P R N T K Q D O N R J O W L D
Q X P W R O A X S N J O C O W I
Q B P W P D L M W V G C S J F N
S E P T I E M B R E P G F I W J
```

- ENERO
- FEBRERO
- MARZO
- ABRIL
- MAYO
- JUNIO
- JULIO
- AGOSTO
- SEPTIEMBRE
- OCTUBRE

Solución

```
M           F
A     O     E
Y     C     B
O     T     R           L
      U     E           I
      B     R       R   O
      R     O       B   Z
    J E           A   R
  A   U     J   A
    G L   E U M
      O   I N N
      S   O E I
      T     R O
      O       O

S E P T I E M B R E
```

- ENERO
- FEBRERO
- MARZO
- ABRIL
- MAYO
- JUNIO
- JULIO
- AGOSTO
- SEPTIEMBRE
- OCTUBRE

CUERPO HUMANO

V	P	B	U	X	C	B	K	Z	H	Z
D	O	R	L	M	O	G	J	P	Z	Q
E	I	A	K	J	J	M	L	M	G	F
D	D	Z	K	X	O	S	A	A	P	P
O	O	O	C	P	S	S	R	N	I	I
S	S	S	B	A	B	D	S	O	E	E
N	A	R	I	Z	B	O	D	S	R	S
E	V	N	L	A	N	E	C	D	N	C
P	T	H	P	O	V	V	Z	A	A	V
X	Z	B	J	B	N	J	D	A	S	M
L	D	K	S	W	S	C	W	D	F	M

- BOCA
- OJOS
- PIES
- DEDOS
- MANOS
- NARIZ
- OIDOS
- BRAZOS
- CABEZA
- PIERNAS

Solución

```
        B
D   O   R       O           M
E   I   A       J           A   P   P
D   D   Z       O           N   I   I
O   O   O   C   S           O   E   E
S   S   S   A   B           S   R   E
N   A   R   I   Z   B   O       N   S
                    E   C       A   A
                    Z   A       S
                        A
```

- BOCA
- OJOS
- PIES
- DEDOS
- MANOS
- NARIZ
- OIDOS
- BRAZOS
- CABEZA
- PIERNAS

DEPORTES

```
P W P I Y P R O W M
B X D C N G D S O E
E B Y B G U R Q C M
I P O I J R K U L F
S E G X F R U S C E
B S O Y E Y O G A Z
O C L J B O G S D M
L A F R J B W X Y Q
F L O B T U F Y F J
Q M E E T A R A K A
```

BEISBOL   PESCA   JUDO
FUTBOL   RUGBY   SURF
KARATE   GOLF   YOGA
BOXEO

Solución

```
                        O
B               D
E   B   Y   B   G   U   R
I   P   O       J
S   E   G   X   F   R   U   S
B   S   O       E   Y   O   G   A
O   C   L       O
L   A   F
    L   O   B   T   U   F
            E   T   A   R   A   K
```

BEISBOL   PESCA   JUDO
FUTBOL   RUGBY   SURF
KARATE   GOLF   YOGA
BOXEO

PROFESIONES

A	G	J	V	W	Q	I	B	G	C	O	H	S
W	C	B	H	S	B	F	F	Z	I	O	R	A
B	G	T	P	Y	O	O	E	R	T	G	O	P
C	Z	J	O	V	Q	U	A	O	O	E	M	K
Z	O	T	Z	R	J	N	L	R	K	R	E	E
U	H	C	E	M	I	I	T	S	O	W	K	S
F	R	T	I	R	P	S	D	T	M	V	P	C
Z	S	G	E	N	E	O	C	G	N	C	I	R
I	G	T	X	A	E	O	H	K	I	F	N	I
I	E	Y	M	I	D	R	G	G	H	B	T	T
V	O	B	R	E	R	O	O	K	O	F	O	O
F	J	S	P	N	P	O	R	M	U	W	R	R
J	T	I	M	Q	Y	I	N	M	Y	I	H	N

- VETERINARIO
- COCINERO
- ESCRITOR
- MAESTRO
- DOCTOR
- OBRERO
- PILOTO
- PINTOR
- ACTOR
- JUEZ

Solución

A									O			
	C					Z	I		O			
		T			E		R	T				
C		O		U	A		O	O				
O			R	J	N	L	R		R			E
		C		I	I	T		O				S
			I	R	P	S		T			P	C
			E	N	E		C				I	R
			T		A	E	O				N	I
		E		M		D	R				T	T
V	O	B	R	E	R	O	O				O	O
											R	R

- VETERINARIO
- COCINERO
- ESCRITOR
- MAESTRO
- DOCTOR
- OBRERO
- PILOTO
- PINTOR
- ACTOR
- JUEZ

AMÉRICA

```
C F P Q Y C U B W U B
H J E U V R U J O G R
I T R B E D E B X U A
L Q U P E Q D Y A R S
E X H D U L M E A U I
M E X I C O I M O G L
S N D Z C D A C D U P
V H Q Z B N K Q E A T
L E U F A M Z Q W Y V
B R F P J J O Y K U I
H P E R U P L Y M T D
```

- PERU
- CUBA
- CHILE
- BRASIL
- PERU
- MEXICO
- PANAMA
- BELICE
- PERU
- URUGUAY

Solución

```
C   P       C U       B
H   E       R U       R
I   R B E   B   U     A
L   U P E       A R   S
E           L   A U   I
M E X I C O I M   G   L
            A C   U
            N     E A
            A     A Y
          P       Y
P E R U
```

- PERU
- CUBA
- CHILE
- BRASIL
- PERU
- MEXICO
- PANAMA
- BELICE
- PERU
- URUGUAY

INSTRUMENTOS

```
W V H T C C E N D H N X U
U U E D Y O I Q L J D S G
F W X U B L G Z A G N F U
Z L W O O H C W C S N O I
B R A I V U J Z A F P A T
E D V U O F Q I O J I K A
X N M M T F Q T N Y A Y R
M M W I V A Q U Z F N B R
M T R O M P E T A L O U A
C T D O Z B O N G O D N D
Y F A K L M E G O N G A N
K E T P A R P A Z B E D N
P Z Q O U W T A M B O R B
```

- PIANO
- FLAUTA
- ARPA
- OBOE
- GONG
- TAMBOR
- VIOLIN
- TROMPETA
- GUITARRA
- BONGO

Solución

```
              E   N
              O   I                          G
    F         B   L                          U
    L     O   O                              I
    A     I                        P         T
    V     U                        I         A
          T                        A         R
          A                        N         R
    T  R  O  M  P  E  T  A      O           A
             B  O  N  G  O
                G  O  N  G
             A  R  P  A
             T  A  M  B  O  R
```

- PIANO
- FLAUTA
- ARPA
- OBOE
- GONG
- TAMBOR
- VIOLIN
- TROMPETA
- GUITARRA
- BONGO

FORMAS

```
F L H P J P A G Y V R E H P P
O T N E R H E E B G M S E J R
J O R R X E M N W Y R F E R O
B S V I R A C V T M P E L J M
Y R L A A B G T A A Q R A I B
Q P M B L N A O A J G A R U O
G E P L X O G L N N L O A K B
Q W S C I R C U L O G B N X X
E R S V R X C E L K H U H O O
Q R F R W R V V C O T A L Y H
E D T R A P E C I O C Q T O O
E I C U A D R A D O C Y Y J F
E F W M I F J H T W N V H O S
Q Z B O R I I X Q T J E H M G
U F H D J N U E L C U Y B X U
```

- CIRCULO
- CUADRADO
- ESFERA
- HEXAGONO
- OVALO
- PENTAGONO
- RECTANGULO
- ROMBO
- TRAPECIO
- TRIANGULO

Solución

```
      H     P              E
      T     R              S         R
      O  R  X  E     N     F         O
         V  I  A  C  T     E         M
            A  A  G  T  A  R  A      B
            L  N  O  A  G  A         O
               O  G  N  N  O
            C  I  R  C  U  L  O  G  N
                     L        H  U  O
                              O     L
      T  R  A  P  E  C  I  O        O
      C  U  A  D  R  A  D  O
```

- CIRCULO
- CUADRADO
- ESFERA
- HEXAGONO
- OVALO
- PENTAGONO
- RECTANGULO
- ROMBO
- TRAPECIO
- TRIANGULO

COMIDA RÁPIDA

```
H R I B E M P A N A D A D X
G S L O O H C H S N X B M X
H K E B A B R A O R V U A N
A A H S L M P V F T J T Y A
M S H A N A K W R O D G U T
B O J N P A C A T K V O J M
U W W D T P I Z Z A Z O G C
R A U W W B Q E W S K G N S
G R L I E S D R O G R U Z O
U T P C J A U H Z G X W C A
E B C H I U C S T P Q G I V
S B S R F A S L H P M P Y B
A M L C N M E O D I N E G Q
Y T A C O W Q F Z H A W S L
```

- TACO
- KEBAB
- PAPAS
- PIZZA
- SUSHI
- HOTDOG
- NACHOS
- EMPANADA
- SANDWICH
- HAMBURGUESA

Solución

```
            E   M   P   A   N   A   D   A
                    H   S
H   K   E   B   A   B   A   O
A       S       P           T
M       A   A           D
B       N   P               O
U       D   P   I   Z   Z   A       G
R       W                   S
G       I   S       O
U       C   U   H
E       H   C   S
S           A   H
A           N       I
    T   A   C   O
```

- TACO
- KEBAB
- PAPAS
- PIZZA
- SUSHI
- HOTDOG
- NACHOS
- EMPANADA
- SANDWICH
- HAMBURGUESA

UTENSILIOS

```
V Q U C K O L L A F C O
E L Q U U V G Z Y R G B
S V I M O C T Y O Y P W
P H E H N Q H D U J R C
A S Q C F V E A R G A L
T A Y A N N M O R M L K
U R Q O E K D U E A L N
L T C T V A J T A Z A Z
A E S A L E R S A E D R
I N R O E W J Z P G O G
K I C G P L A T O C R U
V S J C U C H I L L O D
```

- PLATO
- ESPATULA
- RALLADOR
- COLADOR
- TENEDOR
- CUCHARA
- TAZA
- CUCHILLO
- OLLA
- SARTEN

Solución

```
            C   O L L A
E           U         R
S           C       O
P           H D       R
A S         E A R   A
T           N O R   L
U R         E D   A L
L T     T   A   T A Z A
A E         L       D
    N       O       O
        C   P L A T O R
            C U C H I L L O
```

- PLATO
- ESPATULA
- RALLADOR
- COLADOR
- TENEDOR
- CUCHARA
- TAZA
- CUCHILLO
- OLLA
- SARTEN

JUGUETES

```
E P H Q B U H Y G A I G J O P W
A H I B M C W O R Q V E C P S O
A S J Q E Z G Y P A C E N E P U
C V R N I C D O L X N C T L V X
U O I O X D Z I H U J G X O Q I
Z M C O M A P M M M E T A T W H
D J Z H N P B I Y Y U X Q A E W
V F R O E L E E S R S T O D C I
X D T G D Z H C Z T Y T G M X Y
E U Y O Q C I S A D O Y K P Z E
V V K W U P T L V B T L Z S N F
J Z N L O S U W H A E X A E Z F
Z Z E V L I W J T R E Z R G Z G
L P N F V Q Q U E V B T A F N P
V D E W D G E H K Q E P C S R Y
R O P E L U C H E P R X Y F U Y
```

- YOYO
- PELUCHE
- MUNECO
- AVION
- PISTOLA
- PELUCHE
- COCHE
- PELOTA
- TREN
- ROMPECABEZAS

Solución

- YOYO
- PELUCHE
- MUNECO
- AVION
- PISTOLA
- PELUCHE
- COCHE
- PELOTA
- TREN
- ROMPECABEZAS

TRANSPORTES

W	I	C	I	B	W	N	A	H	S	Y
A	I	R	L	P	E	C	G	T	Y	W
P	X	M	U	R	X	Q	R	V	A	C
B	Y	K	T	V	O	T	M	U	I	H
S	M	A	R	T	A	Y	T	S	F	T
A	Y	H	U	X	Y	O	E	U	O	N
G	V	O	I	H	P	R	F	C	U	S
B	B	I	B	U	W	G	R	W	H	Y
B	U	H	O	C	B	A	W	E	X	Y
X	S	U	Q	N	B	X	B	R	F	K
P	Y	O	V	C	M	E	T	R	O	J

- AVION
- BARCO
- FERRY
- METRO
- AUTO
- BICI
- TAXI
- TRAM
- TREN
- BUS

Solución

```
      I  C  I  B        N
                  E
                  R                    A
               T        T        U
         M  A  R  T  A        T
A              X  Y  O        O
         V        I        R        C
      B        I           R
      U        O           A        E
      S        N  B              F
                  M  E  T  R  O
```

- AVION
- BARCO
- FERRY
- METRO
- AUTO
- BICI
- TAXI
- TRAM
- TREN
- BUS

ROPA

```
W K B C R V U Q M V T Y V
M G R H C A M I S E T A Z
B U F A N D A G U P F M B
H V Q L D B F N H D Q X Q
Y E M E N Z Y A X O T Z G
H K K C F N Z G L M K Z U
Z O C O V Q B A O D T X A
S V J A I E O E P R A D N
U G P C M O B V J A R A T
S U K A C I O S Q H T O E
R S V A Y X S U P G V O A
P J S V W C A A T Q J H P
P P A N T A L O N S L T J
```

CAMISETA CAMISA FALDA
PANTALON GUANTE GORRO
BUFANDA ZAPATO SACO
CHALECO

Solución

```
            C
         H  C  A M I S E T A
      B  U  F  A N D  A
         L        F
         E        A           G
         C     Z  G L          U
      C  O        A O  D       A
         A        P R  A       N
         M  O       R  A       T
            C I        T       O
            A    S     O
         S        A
      P  A  N  T  A L  O N
```

CAMISETA   CAMISA   FALDA
PANTALON   GUANTE   GORRO
BUFANDA   ZAPATO   SACO
CHALECO

LA NATURALEZA

Y	I	B	W	T	L	Q	R	O	A
A	T	C	C	L	O	U	I	E	I
U	I	Q	E	A	O	E	N	J	R
G	E	W	B	R	B	B	B	A	E
A	R	T	U	W	J	S	R	K	O
F	R	X	N	T	O	M	Z	A	K
L	A	Y	H	L	A	I	K	N	M
O	S	H	K	R	T	Q	R	P	Q
R	O	L	T	Z	V	U	L	L	U
C	L	C	Z	M	J	R	X	V	B

- AGUA
- AIRE
- ARBOL
- FLOR
- LUNA
- MAR
- NUBE
- RIO
- SOL
- TIERRA

Solución

- AGUA
- AIRE
- ARBOL
- FLOR
- LUNA
- MAR
- NUBE
- RIO
- SOL
- TIERRA

ZUMOS

J	I	U	Y	E	W	K	K	T	W	I
J	W	M	W	F	L	X	V	K	L	Z
Q	W	A	Q	P	Y	I	R	V	U	M
Q	C	N	H	H	E	I	M	A	S	E
U	N	Z	C	S	S	R	S	O	A	M
J	S	A	U	N	N	E	A	L	N	V
M	A	N	G	O	R	U	V	A	D	U
Q	R	A	L	F	I	N	M	M	I	M
H	V	E	L	K	O	V	H	D	A	A
L	M	Q	U	C	P	I	N	A	Q	N
R	C	N	A	R	A	N	J	A	D	L

- UVA
- PERA
- PINA
- FRESA
- LIMON
- MANGO
- MELON
- SANDIA
- MANZANA
- NARANJA

Solución

```
      M     L
      A   P   I
      N   E   M A   S
      Z     R S O   A
      A     N E A   N
  M A N G O R U V A D
      A L F     I
      E         A
  M       P I N A
      N A R A N J A
```

- UVA
- PERA
- PINA
- FRESA
- LIMON
- MANGO
- MELON
- SANDIA
- MANZANA
- NARANJA

ANIMALES

```
G F F V C I E R V O A
D A L Q R A T O N L V
F Y L G Y X K Z A L E
Y T D L X X O N Z C J
S T T N A R A E Z Q C
H Q Z O R R P Z H V E
U A T E L H U N Y N T
R A P N A O D I W R S
G D L E E A B S W I W
Q D T G T O R O P U N
G E U I L V L E T C I
```

AVE
CIERVO
GALLA
GATO
LOBO
PERRO
PEZ
RANA
RATON
TORO

Solución

```
G         C I E R V O     A
A L Q     R A T O N L     V
  L G Y X X   K A L       E
    L X X   O N Z
        A R A E
      O R R P
      T E L
    A P     O
G           B
        T O R O
```

AVE	LOBO	RANA
CIERVO	PERRO	RATON
GALLA	PEZ	TORO
GATO		

EMOCIONES

```
B W V U E N O J O T S V
O B A N S I A S P R M F
J G P R D D W A R I T U
E N C A Y V I G R S D R
V T N K J R O C S T L I
U E E C G D G S H E Q A
P Z X E E S D M A Z U M
P G L I D Y W I W A C O
P A M B H P C J Y N L R
D Q R Q F D H O D I O Q
A S O M B R O Y T Q K M
A A T C F G V K Y J O K
```

- ALEGRIA
- TRISTEZA
- ENOJO
- MIEDO
- AMOR
- ODIO
- ASOMBRO
- ANSIAS
- PENA
- FURIA

Solución

```
            E  N  O  J  O     T
      A  N  S  I  A  S     R        F
                  A        I        U
               A  I        S        R
            N     R  O     T        I
         E        G  D     E        A
      P        E     E     Z        M
               L  I        A        O
         A  M                       R
                     O  D  I  O
A  S  O  M  B  R  O
```

- ALEGRIA
- TRISTEZA
- ENOJO
- MIEDO
- AMOR
- ODIO
- ASOMBRO
- ANSIAS
- PENA
- FURIA

PARTES DE CASA

```
P U L S K L E S P D
G D A G S B W O U Z
G L A Z O T E A E X
A A P N R Z N Y R B
T D L A I A B I T A
E A P O T C O Q A N
C J D N S I O M E O
H X E L S I O C O P
O V T K Z A P E Y M
H O T R A U C K A M
```

TECHO   PISO   SALA
VENTANA   COCINA   BANO
PUERTA   CUARTO   AZOTEA
PATIO

Solución

```
            S           P
         A              U
      L  A  Z  O  T  E  A  E
      A     P        N     R  B
      T     A  I  A        T  A
      E     O     C        A  N
      C     N  S  I  O     -  O
      H     E        O  C
      O  V           P
         O  T  R  A  U  C
```

TECHO   PISO   SALA
VENTANA   COCINA   BANO
PUERTA   CUARTO   AZOTEA
PATIO

FÚTBOL

```
S O S O J R O N A L D O F
Y C R U Z U J G H M F I I
Q N B F P E R A M Y E N K
P X F T P K S C R A F A S
J F E M O D R I C W Q A W
H Z J P B I S T H C X T O
H N E W P S S K Q V A S D
D L S R B A M X Z P J E N
I C A S A O B E U J K I A
Q D L M F U Q M S A K N W
B V A H U H S B D S S I E
I O H K A N E E T M I D L
M Y R W U E J S N G E C F
```

- INIESTA
- KANE
- LEWANDOWSKI
- MBAPPE
- MESSI
- MODRIC
- NEYMAR
- RONALDO
- SALAH
- SUAREZ

Solución

```
                    R O N A L D O
                                        I
                    R A M Y E N K
                                        S
        E M O D R I C W Q   A W
    Z     P                 T O
        E   P               S D
        S   R   A M         E N
        A   A   B           I A
        L       U M         N W
        A       S     S     I E
        H K A N E       I       L
```

- INIESTA
- KANE
- LEWANDOWSKI
- MBAPPE
- MESSI
- MODRIC
- NEYMAR
- RONALDO
- SALAH
- SUAREZ

OFICIOS

```
C E J G H P A O A J O P H Q A
G Y I J X I R M A D R I U L O
C F D B C E D R W O T S G N D
N Q E I N Y D J X C S T G J A
Q O L I V I Q W J T E I I Z G
L O C G N B C V F O A Z T I O
P O W E H W I E L R M K L M B
C N R C A M I O N E R O P C A
Y O R E T N I P R A C D W Y L
T J J S X J O F B Y K Q X R I
B G B O M B E R O H Y S D H Y
T G T W Y R K T Z Q B X A E G
A Z W M T Z S O O M S K P Q C
C R O T N I P V D K L A I Y O
H W T X R F C Q U N D L R F Z
```

MAESTRO   PINTOR   DOCTOR
CARPINTERO   COCINERO   POLICIA
BOMBERO   CAMIONERO   ABOGADO
JARDINERO

Solución

```
              A   O       J   O
          I   R       A   D   R                   O
          C   E       R   W   O   T               D
              I   N   Y   D       C   S           A
              L   I       I   Q W T   E           G
          O   C   N       H   C V P   O A   T     O
          P   O       E           R       M       B
          C       R   C   A   M   I   O   N   E   R   O       A
              O       R   E   T   N   I   P   R   A   C

                      B   O   M   B   E   R   O


                  R   O   T   N   I   P
```

MAESTRO   PINTOR   DOCTOR
CARPINTERO   COCINERO   POLICIA
BOMBERO   CAMIONERO   ABOGADO
JARDINERO

MATERIAL ESCOLAR

A	F	T	B	R	C	I	B	Z	P	C	M	C	S	M
I	W	N	Z	T	L	S	I	C	E	I	B	U	Z	Q
X	A	K	G	I	M	Y	M	P	G	O	O	A	T	Y
A	O	N	K	Z	K	V	L	R	A	U	R	D	A	N
L	P	Y	L	A	C	W	R	Z	M	I	R	E	L	L
P	A	F	U	A	A	D	J	O	E	O	A	R	A	I
P	R	P	Y	H	R	X	K	W	N	Z	D	N	P	B
L	J	Z	I	P	M	R	D	A	T	N	O	O	I	R
U	P	Y	L	Z	E	R	L	J	O	W	R	O	C	O
M	N	Z	F	E	R	I	E	C	S	G	D	S	E	T
A	Y	N	W	P	H	W	Z	G	G	A	T	I	R	O
F	W	E	M	C	M	Q	G	F	L	D	H	P	O	C
C	W	Z	O	W	J	V	I	Y	X	A	F	Y	Y	W
V	Q	M	S	Y	S	O	B	T	E	J	I	V	E	R
I	R	U	T	S	U	M	H	A	Y	M	F	E	Z	L

- TIZA
- LAPIZ
- LIBRO
- PLUMA
- REGLA
- MOCHILA
- BORRADOR
- CUADERNO
- LAPICERO
- PEGAMENTO

Solución

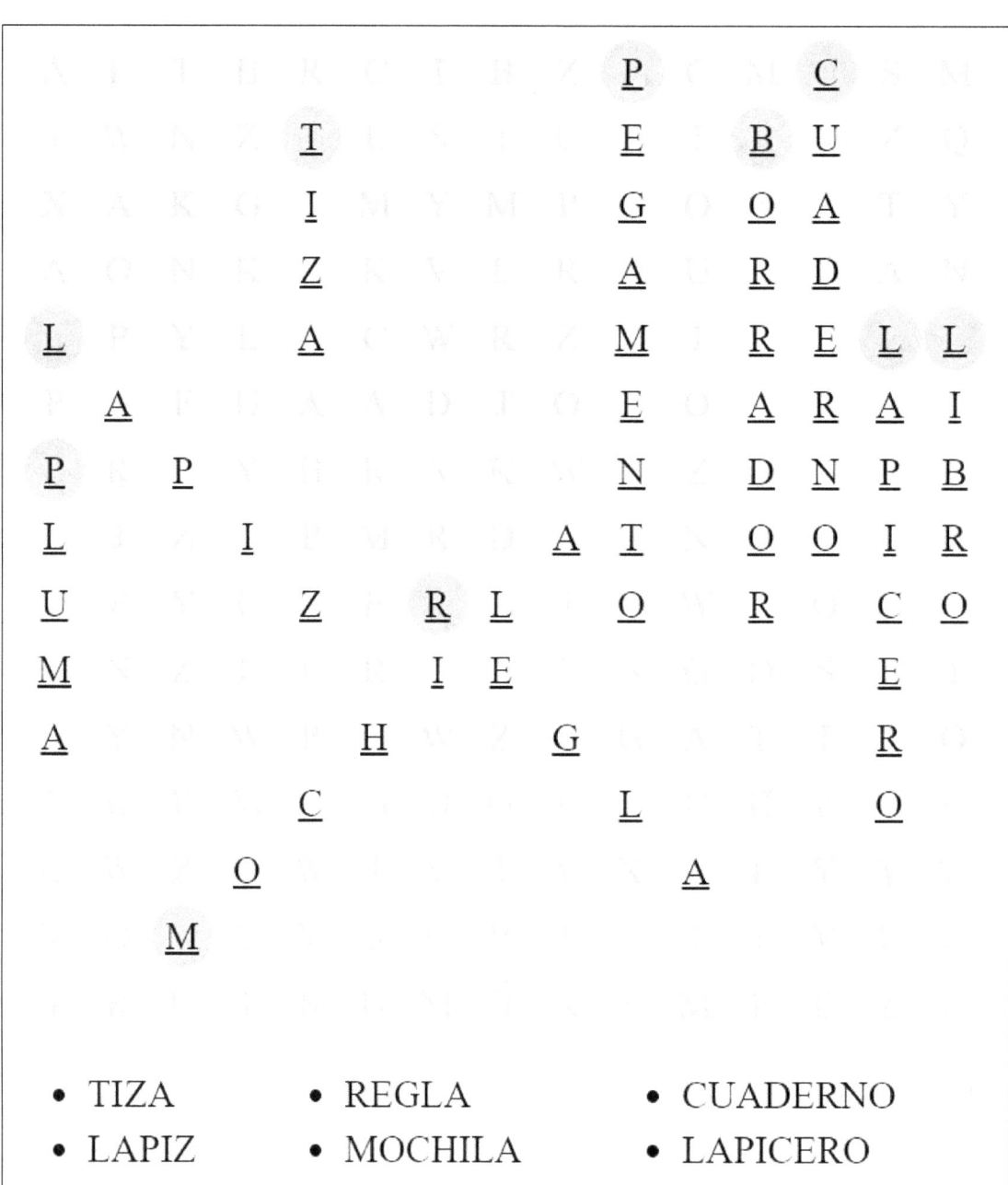

- TIZA
- LAPIZ
- LIBRO
- PLUMA
- REGLA
- MOCHILA
- BORRADOR
- CUADERNO
- LAPICERO
- PEGAMENTO

JUEGOS DE MESA

```
W D F K P Z H I B I S L Y
F F U S P W I A O P P I E
I B U N S J R N L U D O R
C L U E D X I I J Z E C W
Z I C H L M Z P S K O Z S
P B D K O E I K G K O U C
A O Y D R M S U R C O J R
U O K D A A V S P R H Y A
Z N E E M Y A H T Z E E B
Q J O A R F S J E H U O B
A C D O D Y U V O E Y T L
J P A F S A R U H W J Q E
U U X Q H E F F I R G P D
```

- DAMAS
- AJEDREZ
- DOMINO
- LUDO
- POKER
- CLUE
- SCRABBLE
- UNO
- YAHTZEE
- RISK

Solución

- DAMAS
- AJEDREZ
- DOMINO
- LUDO
- POKER
- CLUE
- SCRABBLE
- UNO
- YAHTZEE
- RISK

DULCES Y POSTRES

```
J P L Z Q E Q O L N W K R
Q B P P Z U L N O L L P Y
M S L Z T X N H F Z N J B
B O W M R A C T L B M I R
O A U D P O R O A O G S O
S A J S C D T T N E B V W
P N J Z S I D M A W Y C N
T L I M L E W X Y F O R I
A B F A K T R U F A S B E
O E P H E L A D O H D C O
X K B R F P G T Y H D S U
A G E L A T I N A I M H L
P N L F C H U R R O S J T
```

- BIZCOCHO
- BROWNIE
- CHURRO
- FLAN
- GELATINA
- HELADO
- MOUSSE
- PALITO
- TARTA
- TRUFA

Solución

```
                    O
M         T       H F               B
O       A   C   L                   R
  U       O R O A                   O
    S       C   T N                 W
      Z   S I     A                 N
        I     L E                   I
B       A     T R U F A             E
    P H E L A D O

        G E L A T I N A
            C H U R R O
```

- BIZCOCHO
- BROWNIE
- CHURRO
- FLAN
- GELATINA
- HELADO
- MOUSSE
- PALITO
- TARTA
- TRUFA

COLORES

```
B Z I N Y Q N V E R D E C Y
P M O R A D O G K A H K I A
T C O R B R E H L P V P P R
N E I C O X A P L X C F H M
U F L A D J B N X W N K B N
E A B Q A T O Y J M K W Y U
P Z R G V U V S Q A P K Z N
I U N W A B W C V G R I S M
T L Y Z O U A A A W B Y N O
E R G J P L S S T S F Z H A
X P I K S O F A V U C J S B
I N E G R O Q O T G J D E B
O H R W R U B L A N C O I G
K F A M A R I L L O T H S W
```

- GRIS
- ROJO
- AMARILLO
- NARANJA
- VERDE
- ROSA
- AZUL
- BLANCO
- NEGRO
- MORADO

Solución

```
          N         V E R D E
    M O R A D O
        R   R
        O   A
        J   N
    A   O   J
    Z       A
    U       G R I S
    L   A
        S
        O
    N E G R O
            B L A N C O
    A M A R I L L O
```

- GRIS
- ROJO
- AMARILLO
- NARANJA
- VERDE
- ROSA
- AZUL
- BLANCO
- NEGRO
- MORADO

FIGURAS LITERARIAS

```
C K M E T A F O R A A N A D V
I G E P P O X E S U N Z N E X
F L V B H P L K O O R Z T Z H
I A J W Z K Y A T U C O I V P
Q N B F V M I A J M Y H T O A
X A S J G N B E Y T H K E C R
S F V D O R G F U T L T S P A
H O S R E M D Z O J O C I R D
P R I P A H O E Y P V Z S A O
S A I A L I T E R A C I O N J
W H S D E C Z K O R X Y Q K A
K E L I P S I S S I M I L C K
S H R Y H W I U E F Q X B L N
D R U M E T O N I M I A V R T
W C X M V K Z H I D N P U D T
```

ALITERACION   PARADOJA
HIPERBATON   ANAFORA
ANTITESIS   ELIPSIS
METONIMIA   IRONIA
METAFORA   SIMIL

Solución

```
      M E T A F O R A         A
                  N           N
                  O           T
      A           T           P
      N       I A T I         A
      A       N B   T         R
      F       O R   E         A
      O       R E   S         D
      R       I P   I         O
      A I A L I T E R A C I O N J
      H                       A
      E L I P S I S S I M I L

              M E T O N I M I A
```

ALITERACION   PARADOJA
HIPERBATON   ANAFORA
ANTITESIS   ELIPSIS
METONIMIA   IRONIA
METAFORA   SIMIL

ÚTILES DE ESCRITURA

```
Z B S A C A P U N T A S W K V
L A P I C E S T I N T A B F B
S G O G L A P I C E R O R H U
C R O T U L A D O R R G T O P
B W R F W G D K P F J I H Q L
O E X E F B O R R A D O R Z U
L N U V S A H A E D H M J R M
I E F S R A W C E G H A S R A
P U G S A A L T H U I O X T X
R K T N P A N T L H Y B Z U R
X E O N O W N I A G C N K J S
V V N W W B G Q D O Z Q Y U
P T W J A J K K U B O M S Q T
G C E X V P M Z Y J F R A W M
I R P O S Q Y D A M A L E T N
```

BOLI   LAPICES   ROTULADOR
GOMA   BORRADOR   RESALTADOR
PLUMA   LAPICERO   SACAPUNTAS
TINTA

Solución

```
      S A C A P U N T A S
    L A P I C E S T I N T A
          L A P I C E R O
      R O T U L A D O R              P
  B   R                               L
  O   E   B O R R A D O R             U
  L       S                           M
  I       A                           A
          L
          T
          A   G
          D   O
              O M
              R A
```

BOLI	LAPICES	ROTULADOR
GOMA	BORRADOR	RESALTADOR
PLUMA	LAPICERO	SACAPUNTAS
TINTA		

COSAS DE UN PARQUE

```
B H G C X A R B O L O R A
W H Y I E C X E T K J R R
W H G B U S T V S P O H E
M K H Q C N P O C I I G N
C E I P E D I E P S C N A
Q Y S U F K P M D O A N Y
F V F A A O U F G G X O W
F H Z J C L C E O L B U G
H L V N O O U B D A P J F
B U A C B J O K G T F T W
W B V U F T D D A E D V S
H W X R X M H B W F Y Y B
H M B B C J G Y I L K F X
```

MESA   CESPED
ARBOL   FUENTE
ARENA   KIOSKO
BANCO   TOBOGAN
JUEGO   COLUMPIO

Solución

```
            C   A R B O L O     A
            E     E   K         R
            S T   S   O         E
M           N P   O   I         N
E       E   I E P     N   A
    S U   K   M D O A
    F A   O U   G G
        C L   E O
        N O   U B
        A C   J O
        B     T
```

MESA   CESPED
ARBOL   FUENTE
ARENA   KIOSKO
BANCO   TOBOGAN
JUEGO   COLUMPIO

TRANSPORTES AGUA

```
F F B Q G L A N C H H L
K Z F A J W B Y H R N P
B A H M R P Z W M A F C
N N Y B L C K Y R C T R
K U K O V H O A R I E U
F P A T I T M W U I C C
E K Y E M A H C G A D E
R B A X T S R J O E V R
R S K A Y Q T N T N Z O
Y A C B J N A A S Q G M
N F F Z P C Y H H M T N
G O N D O L A K Q F N L
```

- BARCO
- BOTE
- CANOA
- CATAMARAN
- CRUCERO
- FERRY
- GONDOLA
- KAYAK
- LANCH
- YATE

Solución

```
        B   L A N C H
        A               N
        R               A       C
      B   C       R       R
    K O       O   A       U
  F A T       M           C
  E Y E       A       A   E
  R A T           O   E   R
  R K A           N T     O
  Y C         A A
            C Y
  G O N D O L A
```

- BARCO
- BOTE
- CANOA
- CATAMARAN
- CRUCERO
- FERRY
- GONDOLA
- KAYAK
- LANCH
- YATE

ENERGÍA

```
T I D Z A D Z S V O E Q F B K C G P
I E Z T K X D U Z S N B I G T P A J
F T D P I R M F T Q U O U E W U I O
O A N R A E L C U N M A R R A A J Y
Z A C H Q Q A B M A I M S R K T X W
T Y U I S B F C S Z I B O Z X K M A
Y K W F R A H A I C K M L O U L O H
N H O T Y T E O A L Q X A Y K Q L H
R J G A G N C D U M O V R H Y G F Y
I P W T A N A E G G Y E J R M E S E
T Y H I D R A U L I C A E S H V C Y
X G B C W X U A D E T Q B R A Y M Z
T Q W B M A R E O M O T R I Z N O T
X J U J V V K O J O Z R R B J Y A R
C V E X I N G I Z Y P A D W W L X C
Q T S S F W K I B R R Q F I B T R F
X C L W J G O I H V S O E P H M R D
N G E O T E R M I C A I X X N M J V
```

- SOLAR
- ELECTRICA
- EOLICA
- GEOTERMICA
- BIOMASA
- HIDRAULICA
- NUCLEAR
- MAREOMOTRIZ
- TERMICA
- HIDROELECTRICA

Solución

```
                                    B
                                 I  T
                              O     E
         A  R  A  E  L  C  U  N  M  R
         C        A        A     M  S
         I        C        S     O
         R        A        C     L
            T     A        L     A
                  C        O     R
                  E        E
         H  I  D  R  A  U  L  I  C  A
                           E
         M  A  R  E  O  M  O  T  R  I  Z
                                 R
                                 D
                                 I
                                 H

G  E  O  T  E  R  M  I  C  A
```

- SOLAR
- EOLICA
- BIOMASA
- NUCLEAR
- TERMICA
- ELECTRICA
- GEOTERMICA
- HIDRAULICA
- MAREOMOTRIZ
- HIDROELECTRICA

OFICIOS

```
P C B A D T Z P M E G L C
E M A M X Z Y N K L A O Q
L M A R U O T S O H R K X
U R A U P M M C Q E T A L
Q V D E W I I E N V I Q B
U K J A S N N I D C D E O
E R H X A T C I I O I M
R O Z C F O R L E T C E B
O C E X C J O O W R V O E
O M T W P P I T T E O H R
S X J A R D I N E R O Q O
F T M G L M P A X I T A Q
N N P A N A D E R O C D T
```

- BOMBERO
- CARPINTERO
- COCINERO
- JARDINERO
- MAESTRO
- MECANICO
- MEDICO
- PANADERO
- PELUQUERO
- POLICIA

Solución

```
P C
E   A                       O
L M   R         O       R
U   A   P   M C Q E     A
Q   V D E W I I E N V I O B
U     K J A S N N I D C     O
E         A T C T I I       M
R         C   O R L E   C   B
O       E   C   O   O R   O E
          M       P         O R
              J A R D I N E R O
```

P A N A D E R O

- BOMBERO
- CARPINTERO
- COCINERO
- JARDINERO
- MAESTRO
- MECANICO
- MEDICO
- PANADERO
- PELUQUERO
- POLICIA

PARTES COCHE

H	K	W	P	A	R	A	B	R	I	S	A	S	H
T	N	X	C	D	L	U	F	C	M	S	V	O	W
M	N	J	L	H	O	C	M	A	H	M	V	J	H
R	F	K	K	I	N	O	B	P	U	H	X	E	Z
U	O	G	R	K	T	Q	E	O	Z	E	F	T	D
G	X	D	T	O	Z	L	T	L	X	O	P	N	T
O	I	N	R	M	J	O	W	K	I	U	O	A	N
V	T	A	B	H	S	A	C	G	E	F	R	L	U
D	R	N	Y	V	W	S	L	R	W	A	A	O	F
Y	L	D	E	Z	T	K	T	T	U	Z	F	V	W
D	L	T	Q	I	N	A	M	R	D	Y	O	U	C
E	E	W	L	R	S	S	O	N	E	R	F	X	M
B	Q	E	O	K	F	A	M	R	L	Y	E	M	Y
M	X	J	J	A	D	E	U	R	T	J	D	B	A

- CAPO
- FARO
- MOTOR
- RUEDA
- FRENOS
- PUERTA
- VIDRIO
- ASIENTO
- VOLANTE
- PARABRISAS

Solución

```
            P A R A B R I S A S
                    C
                O   M A
                I   O   P         E
                R   T   O         T
            D   O               P N
        O I R               U   O A
        V T                 E   R L
            N               R   A O
            E           T       F V
                    I   A
                    S S O N E R F
                        A
                A D E U R
```

- CAPO
- FARO
- MOTOR
- RUEDA
- FRENOS
- PUERTA
- VIDRIO
- ASIENTO
- VOLANTE
- PARABRISAS

DEPORTES AGUA

S	N	R	Y	T	T	K	L	B	B	T	I	S	V
F	M	U	T	C	N	J	V	L	A	A	I	B	N
G	D	I	C	R	N	A	T	A	C	I	O	N	Q
O	E	Q	B	E	K	E	E	E	S	Q	U	I	M
R	R	P	U	O	C	A	H	X	O	H	D	S	J
T	C	J	C	B	G	D	Y	L	K	T	C	U	W
T	T	O	E	E	O	E	O	A	L	H	A	R	Q
T	F	M	O	E	L	P	E	A	K	W	N	F	R
E	E	W	V	D	R	W	L	Y	J	Y	O	O	A
L	Z	U	D	E	Y	E	P	C	V	U	T	H	N
D	J	A	T	Z	V	Z	U	K	M	W	A	O	D
Y	P	A	K	P	C	O	Q	P	C	Y	J	K	L
O	W	N	G	R	D	O	B	P	V	S	E	M	Z
L	M	A	R	E	J	Q	C	R	E	M	O	C	L

WATERPOLO ESQUI
CANOTAJE   KAYAK
NATACION   REMO
PADDLE   SURF
BUCEO   VELA

Solución

WATERPOLO ESQUI
CANOTAJE   KAYAK
NATACION   REMO
PADDLE   SURF
BUCEO   VELA

INSTRUMENTOS

```
Z T P A A A T L X N R H
U Z K I P Y C A L C E V
O T C R A W C M E T F I
G R A L C N G Y A R L O
U O O D A X O N Z P A L
I M V L L R O A M R U O
T P D M D F I F D W T N
A E V I O L I N T C A C
R T G X G L I O E K O E
R A A H U U W N B T D L
A S S Z J H J O X U E O
I N T K B A T E R I A L
```

- FLAUTA
- GUITARRA
- PIANO
- SAXOFON
- VIOLIN
- TROMPETA
- BATERIA
- VIOLONCELO
- CLARINETE
- ARPA

Solución

```
        P       A
        I   P
    T   C R A           F     V
    G   R A L N         L     I
    U   O   A   O N     A     O
    I   M   A   R O     U     L
    T   P       R F     T     O
    A   E V I O L I N   A     N
    R   T   X           E     C
    R   A A                   E
    A   S               T     L
                        E     O
            B A T E R I A
```

- FLAUTA
- GUITARRA
- PIANO
- SAXOFON
- VIOLIN
- TROMPETA
- BATERIA
- VIOLONCELO
- CLARINETE
- ARPA

PARTES PLANTA

B	Y	E	B	R	S	F	G	D	R	E	A
C	R	A	S	C	E	N	R	O	U	Y	W
B	S	O	O	P	M	X	L	U	I	O	C
C	F	H	T	I	I	F	P	P	T	S	I
N	P	L	O	V	L	N	B	R	A	O	N
M	J	R	B	J	L	G	A	A	L	W	B
C	T	O	A	I	A	H	Z	I	L	H	X
U	P	W	H	M	A	O	E	Z	O	J	W
M	V	I	G	H	A	T	F	P	K	M	I
F	Z	U	E	S	T	A	M	B	R	E	Y
O	S	F	R	U	R	R	N	I	J	S	H
R	Q	N	G	Y	J	I	S	A	H	R	L

- BROT
- FLOR
- HOJA
- RAIZ
- RAMA
- FRUTO
- TALLO
- ESPINA
- SEMILLA
- ESTAMBRE

Solución

```
B E     S F       R
R A S   E   R O
  O   P M   L U
  H   T   I F       T
  O   O   L N   R A O
  R   J L   A A L
      A   A   I L
          M   Z O
          A
          E S T A M B R E
```

- BROT
- FLOR
- HOJA
- RAIZ
- RAMA
- FRUTO
- TALLO
- ESPINA
- SEMILLA
- ESTAMBRE

LUGARES CASA

A	N	I	C	O	C	M	Z	E	M	O	B	Y	L
E	L	Y	U	M	C	O	M	E	D	O	R	M	A
O	J	N	R	N	C	W	H	E	S	N	Z	J	X
A	N	A	O	G	N	O	C	L	A	B	C	G	A
S	V	A	R	I	A	O	J	A	C	M	F	O	P
C	W	O	B	A	C	B	Y	Z	N	X	K	R	T
Q	R	C	H	U	G	A	K	K	O	D	D	P	U
G	Y	C	E	Q	N	U	T	I	N	R	D	G	Q
W	H	D	Z	E	K	F	D	I	Z	N	X	O	X
R	Q	U	O	P	K	U	S	B	F	M	V	I	
E	T	P	X	X	T	G	E	T	A	A	J	L	T
S	W	C	W	S	X	Q	M	S	Q	L	H	E	H
F	H	K	E	Q	G	P	A	T	I	O	A	C	T
U	P	T	E	R	R	A	Z	A	L	M	M	W	I

- BALCON
- BANO
- COCINA
- COMEDOR
- ESTUDIO
- GARAJE
- HABITACION
- PATIO
- SALA
- TERRAZA

Solución

```
A N I C O C
E       C O M E D O R
O J N
N A O   N O C L A B
  A R I             
    B A C
      G A       O
        T   I
        D   I
        U   S B
        T     A
      S       L H
    E   P A T I O A
  T E R R A Z A
```

- BALCON
- BANO
- COCINA
- COMEDOR
- ESTUDIO
- GARAJE
- HABITACION
- PATIO
- SALA
- TERRAZA

TIPOS DE CLIMA

```
Q V S Z R L H P D P P O Q O T W
J D J U G M K D R J D G C O T B
M V M B B P C C C I H I G E R W
P L X E R T U D R Z T Z R O O B
K Z L Z D W R A O R R Q C P S
X G B R P I I O E K Y T H E I H
T N F F M M T S P D K P X A C A
F E H B E O E E D I D W L N A V
B N M S K D N B R B C S P I L H
O N M P J S P Z A R F A U C P H
N B F O L Z D N O C A J L O T E
M H T L D A Y Y E N L N Y K P H
Z S O A U E D M E M I A E V R V
S S H R E U J O N T G C J O J L
C O N T I N E N T A L E O W O S
S K F N U C O O C A O K U A Z F
```

- TEMPLADO
- TROPICAL
- DESERTICO
- POLAR
- MEDITERRANEO
- SUBTROPICAL
- CONTINENTAL
- MONZONICO
- OCEANICO
- SEMIARIDO

Solución

```
        S                    O     O
        U              D     C           T
     M     B           I     I           R
     E  T        R     T                 O
        D  R  A        R              O  P
           I  I  O              E     I
  T        M  M  T  S  P              A  C
  E        E  O  E  E     I           N  A
     M  S  D  N     R     C           I  L
           P        Z     R  A        C
           O  L        O     A     L  O
           L  A              N  N
           A        D           I  E
           R                    C  O
  C  O  N  T  I  N  E  N  T  A  L     O
```

- TEMPLADO
- TROPICAL
- DESERTICO
- POLAR
- MEDITERRANEO
- SUBTROPICAL
- CONTINENTAL
- MONZONICO
- OCEANICO
- SEMIARIDO

PAISES DEL MUNDO

```
R W C O J D H G Z J W O
D N L I S A R B A F E C
L F K M G I L I T A J L
D N K N Y Q S C L Y N Z
O O Y A I E X E P R O M
R C S B N G M Y U M P A
W U I O I A E S P D A N
L U D X N N I R U O J I
B N T I E A D J I R J H
I D A L T M O I R A P C
A N P O K Z N D A H B K
K K A W K T B N J L N X
```

ALEMANIA   INDONESIA   NIGERIA
BRASIL   JAPON   RUSIA
CHINA   MEXICO   USA
INDIA

Solución

```
        L   I   S   A   R   B   A
                    I           A
            N       S       L   N
    O       A   I   E   X   E   R   O
            C   S   N   G   M   U   P   A
            U   I   O   I   A   E   S   A   N
                D   X   N   N   I   R   J   I
                N   I   E   A   D   I   H
                I   A   M   I   A   C
                            A
```

ALEMANIA   INDONESIA   NIGERIA
BRASIL   JAPON   RUSIA
CHINA   MEXICO   USA
INDIA

MARCA COCHES

Z	N	A	S	S	I	N	H	A	G	V
V	O	L	K	S	W	A	G	E	N	M
R	T	E	L	O	R	V	E	H	C	E
A	Z	B	A	E	S	T	P	I	C	R
I	O	E	I	D	O	R	A	H	F	C
J	H	D	Z	Y	N	D	T	O	G	E
H	U	F	O	N	N	O	R	K	O	D
A	P	T	Q	U	C	D	H	C	O	E
P	A	G	Y	D	Y	R	X	Z	P	S
X	H	H	W	M	B	T	N	P	R	T
S	V	T	A	G	W	D	V	N	Y	W

VOLKSWAGEN   TOYOTA   HONDA
CHEVROLET   MERCEDES   BMW
FORD   HYUNDAI   AUDI
NISSAN

Solución

```
        N A S S I N
        V O L K S W A G E N M
        T E L O R V E H C E
            A       T   I   R
            I D O   A   F C
            D Y N D   O   E
            U   O N O R   D
        A   T   U   D H   E
            A   Y           S
            H W M B
```

VOLKSWAGEN   TOYOTA   HONDA
CHEVROLET   MERCEDES   BMW
FORD   HYUNDAI   AUDI
NISSAN

CAPITALES

```
C C R I T D Q T V V R R B
G G A P D E A Z O M P I C
F S F N C F B B E K A R N
Q J M L B B M F L M I R Z
U B O R I E E B O E U O S
X Q S K J M R R S N L K H
S X C O V A L R L K N F G
F R U T T D P X A I X Y T
P L L T E R U A K O N U B
Q V D A R I X E R L D P C
B W B W F D P W A I V Q H
D M B A B I T K Y Z S V E
R T O H L O N D R E S E S
```

- ROMA
- MOSCU
- PARIS
- PEKIN
- TOKIO
- BERLIN
- MADRID
- OTTAWA
- LONDRES
- CANBERRA

Solución

```
    C           T
    A           O
    N           K   A
    M     B B       M   I
    O     E E   O       O
    S     M R   R
    C O   A     R L     N
    U T   D P   A I
      T   R     A K     N
      A   I     E R
      W   D P         I
      A                 S
          L O N D R E S
```

- ROMA
- MOSCU
- PARIS
- PEKIN
- TOKIO
- BERLIN
- MADRID
- OTTAWA
- LONDRES
- CANBERRA

PINTORES

```
B Y L B K A N D I N S K Y D K
N H G W Y M C M D L P H L O J
B N X Z Z R P R Q A H N L W T
F A G R H L E E U C L E C J E
S P K V G O L M R C G I S S X
L Q I G F O D I B N H X U G M
F R X C H Z O A A R N C A J W
J Y J R A N X L V B A F W F G
T X A N E S E K Z I I N K B Y
G W T R X H S G W H N B D I M
X X H B C V G O G N G C N T J
L B I I P A A B D E H A I W V
F U M M K V A N G O G H Z W Y
G N P V T P Z Z N Q W R I V L
Q Z W T M O N E T N U Z R T Y
```

- WARHOL
- REMBRANDT
- KANDINSKY
- VAN GOGH
- DA VINCI
- MICHELANGELO
- PICASSO
- MONET
- DALI
- RENOIR

Solución

```
            K  A  N  D  I  N  S  K  Y
                     D              O
                  R        A        L
                     E        L
            P        L  M  R     G  I
               I        O  D  I  B  N
                  C  H  O  A  A  R
                  R  A  N  L  V  A
                  A     E  S  E  I     N
            W     R        H  S     N  D
                              C  O     C  T
                              I           I
            M           V  A  N  G  O  G  H

                    M  O  N  E  T
```

- WARHOL
- REMBRANDT
- KANDINSKY
- VANGOGH
- DAVINCI
- MICHELANGELO
- PICASSO
- MONET
- DALI
- RENOIR

PELICULAS

```
K P N K Z Q U D V D S K
F L U Y N N E I L A Y N
W I O P S L T O G S R N
S G U U G E N I R E E V
E X P W T I C B E Q H F
G X Z I S A D V A Z A S
L Z I A A E N J S R X I
O A C U E K W G E F V W
R D L P T J W S I Y I L
Y N S L W V A Z N N G Y
H S W A J I S B Q F A U
A J A I T S U J M N R Q
```

IT   ALIEN
UP   GLORY
HER   SPEED
SAW   CASINO
JAWS   GREASE

Solución

IT	ALIEN
UP	GLORY
HER	SPEED
SAW	CASINO
JAWS	GREASE

CIENTIFICOS

Y	V	T	J	T	H	O	S	V	O	A	H	T	V	K
E	K	U	G	M	Z	N	O	U	G	L	T	V	Z	I
P	X	M	A	K	O	N	L	L	D	A	U	S	E	Z
J	E	J	L	Q	Z	R	I	L	E	D	P	R	F	J
X	E	N	I	T	W	F	C	U	R	I	E	K	P	M
S	I	E	L	S	R	M	T	P	A	V	L	O	V	E
K	N	W	E	X	F	N	I	H	M	A	V	V	N	N
V	S	T	O	H	I	V	I	F	G	F	O	Y	P	D
L	T	O	V	C	A	T	P	D	I	F	A	J	G	E
B	E	N	E	Q	O	W	N	A	I	V	E	C	Y	L
J	I	B	D	K	E	O	K	F	A	K	M	T	D	W
O	N	E	K	Q	L	J	F	I	H	Y	O	T	R	T
T	E	S	L	A	Q	Y	S	L	N	M	V	E	B	I
M	S	S	D	A	R	W	I	N	W	G	Y	D	E	L
C	O	P	E	R	N	I	C	O	E	A	R	T	T	O

- CURIE
- TESLA
- DARWIN
- MENDEL
- NEWTON
- PAVLOV
- GALILEO
- HAWKING
- EINSTEIN
- COPERNICO

Solución

- CURIE
- TESLA
- DARWIN
- MENDEL
- NEWTON
- PAVLOV
- GALILEO
- HAWKING
- EINSTEIN
- COPERNICO

MOVILES

Y	R	R	E	B	K	C	A	L	B	G	A
I	N	S	X	I	A	O	M	I	O	N	L
T	E	J	P	G	R	E	Z	Q	B	U	O
X	M	W	T	M	L	M	F	V	H	S	R
U	O	T	A	P	F	E	A	L	K	M	O
F	Z	P	P	U	N	U	K	V	U	A	T
N	G	A	N	U	H	O	Z	V	R	S	O
L	C	V	R	I	H	E	K	Q	G	X	M
B	I	G	D	R	L	C	P	I	I	Z	H
S	O	N	Y	C	G	J	T	Q	A	U	X
U	Q	R	N	H	R	S	X	H	Z	D	Y
E	F	Y	Y	O	Q	D	D	E	B	H	V

- LG
- HTC
- SONY
- APPLE
- NOKIA
- HUAWEI
- XIAOMI
- SAMSUNG
- MOTOROLA
- BLACKBERRY

Solución

```
Y R R E B K C A L B G A
I   X I A O M I   N L
E         E       U O
    W     L       S R
      A P         M O
      P   U N       A T
    G A   H O       S O
L             K       M
              C I
S O N Y       T A
              H
```

- LG
- HTC
- SONY
- APPLE
- NOKIA
- HUAWEI
- XIAOMI
- SAMSUNG
- MOTOROLA
- BLACKBERRY

RAZAS PERROS

B	Y	P	L	O	L	M	M	L	Z	K	E	H	L
E	O	S	Z	R	B	R	S	X	N	I	W	B	D
G	J	K	B	L	E	E	W	K	K	J	K	Z	A
U	P	E	N	X	A	N	A	R	T	D	K	F	L
G	X	O	O	V	U	B	O	G	L	O	D	W	M
E	H	B	M	P	P	Y	R	F	L	Y	K	A	A
X	H	Q	Y	E	U	A	B	A	V	E	Q	F	T
U	X	Z	P	Z	R	G	P	D	D	T	O	J	I
K	G	K	S	L	P	A	T	I	D	O	M	F	O
D	Y	M	Q	L	G	G	N	T	L	M	R	Z	N
K	B	U	L	L	D	O	G	I	V	L	E	X	M
H	S	H	I	H	T	Z	U	Q	A	Q	O	Z	S
G	F	J	L	N	S	O	K	G	N	N	B
D	R	H	P	G	G	S	E	H	T	X	H	K	G

BEAGLE   PAPILLON
BOXER   POMERANIAN
BULLDOG   PUG
DALMATION   SHIH TZU
LABRADOR   YORKIE

Solución

```
                  E
        B   R         I         D
        L   E   E   K           A
P       X   A   A   R           L
    O   O       B   G           M
    B   M   P   P   Y   R   L       A
        E   U   A       A   E       T
            R   G   P   D           I
                    A   I   O       O
                    N   L   R       N
B   U   L   L   D   O   G   I   L
S   H   I   H   T   Z   U   A   O
                            N       N
```

BEAGLE   PAPILLON
BOXER   POMERANIAN
BULLDOG   PUG
DALMATION   SHIHTZU
LABRADOR   YORKIE

CANCIONES

```
C X J K D T D T G N Z A
V H Z P R W O H K L I G
Y A T C Z J Y F O P T F
E Z Y P A H V L H H N
D D A S A T E S P E I G
V E U R G P F E L X S K
S E J C F S P L K C H
C J L R Y Q H T I A F E
H S W I F E K N C C Z L
U I A Y M L H S O S J L
N H I Y Y S M M T Z W O
T P Y G B S A J P N G R
```

- CRAZY
- FAITH
- FREE
- HAPPY
- HELLO
- HELP
- HEY JUDE
- LOVE
- SMILE
- SOS

Solución

- CRAZY
- FAITH
- FREE
- HAPPY
- HELLO
- HELP
- HEYJUDE
- LOVE
- SMILE
- SOS

MONUMENTOS

```
T U E O T S I R C T U S R E
B O H J N X T T Y E P Q H H
Y G R C M H M Y K M B E N K
Z Y R R C C Q L R T L D E D
N U P E E I O C S P J G P W
G E S F V E P L O X R Z I N
F C D R Q S I U I I Z J R O
J I J H J B S F H S W X A N
J U E K E A F H F C E M M E
T A U R S S T S M E A O I T
M R T I W E A E Z D L M D R
R A D H A A L L A R U M E A
D G W O L C U J Z N K B S P
S I L O P O R C A D Q R V C
```

- LIBERTAD
- COLISEO
- PARTENON
- PIRAMIDES
- CRISTO
- ACROPOLIS
- MACHU PICCHU
- MURALLA
- TAJ
- TORRE EIFFEL

Solución

```
T U   O T S I R C
O H
R C
R C C
  E I O
    E P L           P
      I U I       I   N
        J B   F H S W X A N
          E A   F   C E   M E
            R S S T S M E A O I T
              T           L M D R
            A       A L L A R U M E A
          D                       S P
        S I L O P O R C A
```

- LIBERTAD
- COLISEO
- PARTENON
- PIRAMIDES
- CRISTO
- ACROPOLIS
- MACHUPICCHU
- MURALLA
- TAJ
- TORREEIFFEL

PREMIOS LITERARIOS

```
Q S F X G S X U E T Y J P Z
Y O E C B G N B P N O L Y E
W J N J O D J D E R H K M U
U P D A U E T B W R V S C Q
O G Y K D F U E Y I W A E R
R C O G E L L G T S H B R A
I E A N A L L E B O N O V M
R R Z W C O G U H F Z O A A
N U G T R O I J S E I K N I
L U E G I S U D V S W E T C
A Q D R P L D R L D A R E R
K G N A G O U E T G Z R S A
D O S F V D O P V L M N I G
K B Y P K D F M J E A T I B
```

- GARCIA MARQUEZ
- CERVANTES
- GONCOURT
- PULITZER
- BOOKER
- NEBULA
- ORWELL
- EDGAR
- NOBEL
- HUGO

Solución

- GARCIAMARQUEZ
- CERVANTES
- GONCOURT
- PULITZER
- BOOKER
- NEBULA
- ORWELL
- EDGAR
- NOBEL
- HUGO

www.ingramcontent.com/pod-product-compliance
Lightning Source LLC
Chambersburg PA
CBHW062112220526
45471CB00010B/3706